G. MAINGOT

ARTICLES DIVERS

20/11

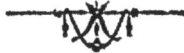

A. MALOINE ET FILS, ÉDITEURS
27, RUE DE L'ECOLE-DE-MEDECINE, 27
===== PARIS, 1919 =====

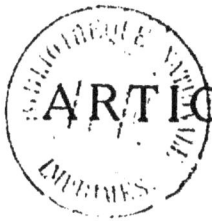

ARTICLES DIVERS

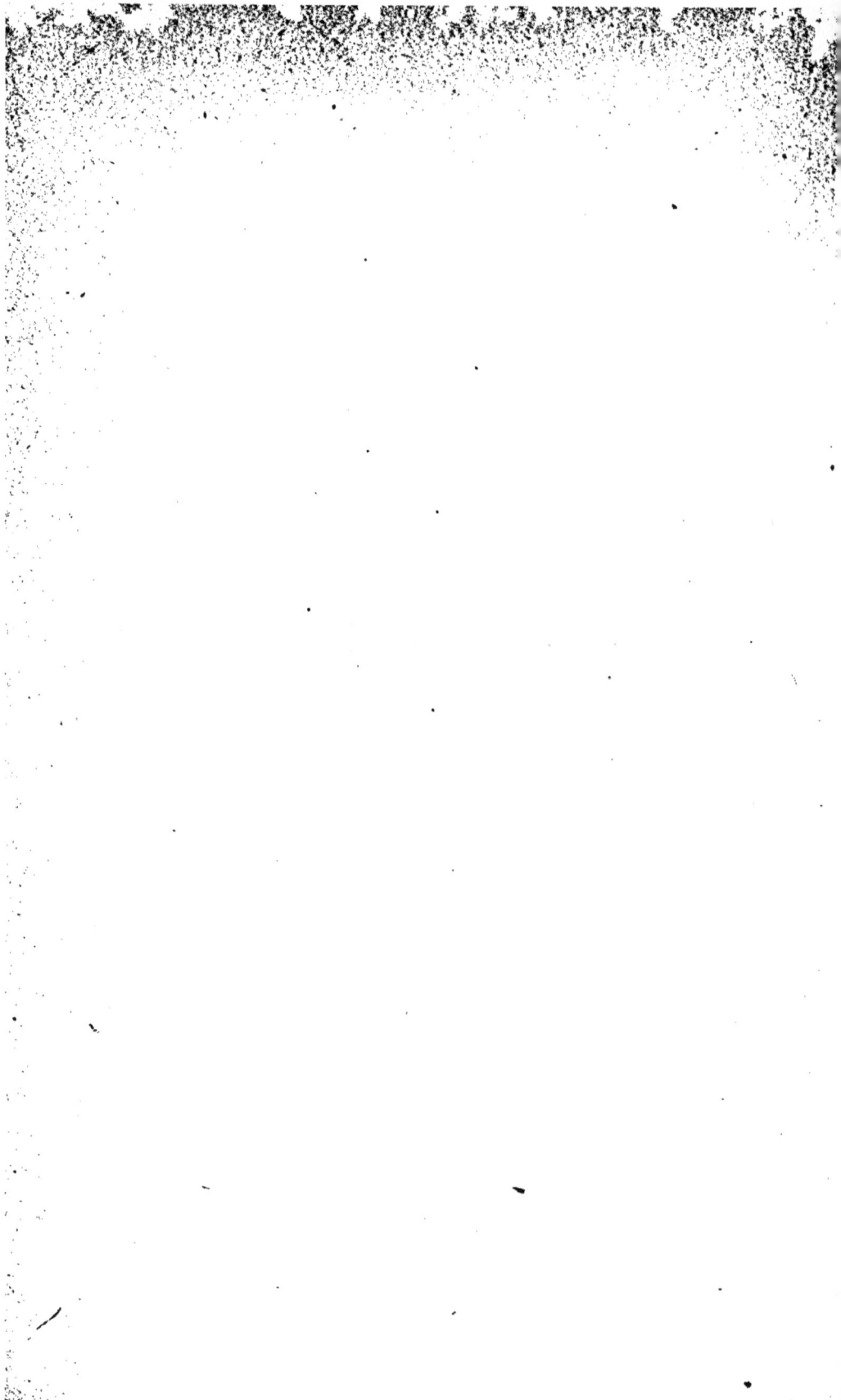

G. MAINGOT

ARTICLES DIVERS

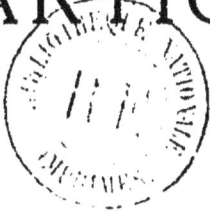

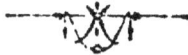

. MALOINE ET FILS, ÉDITEURS

27, RUE DE L'ECOLE-DE-MEDECINE, 27

PARIS, 1919

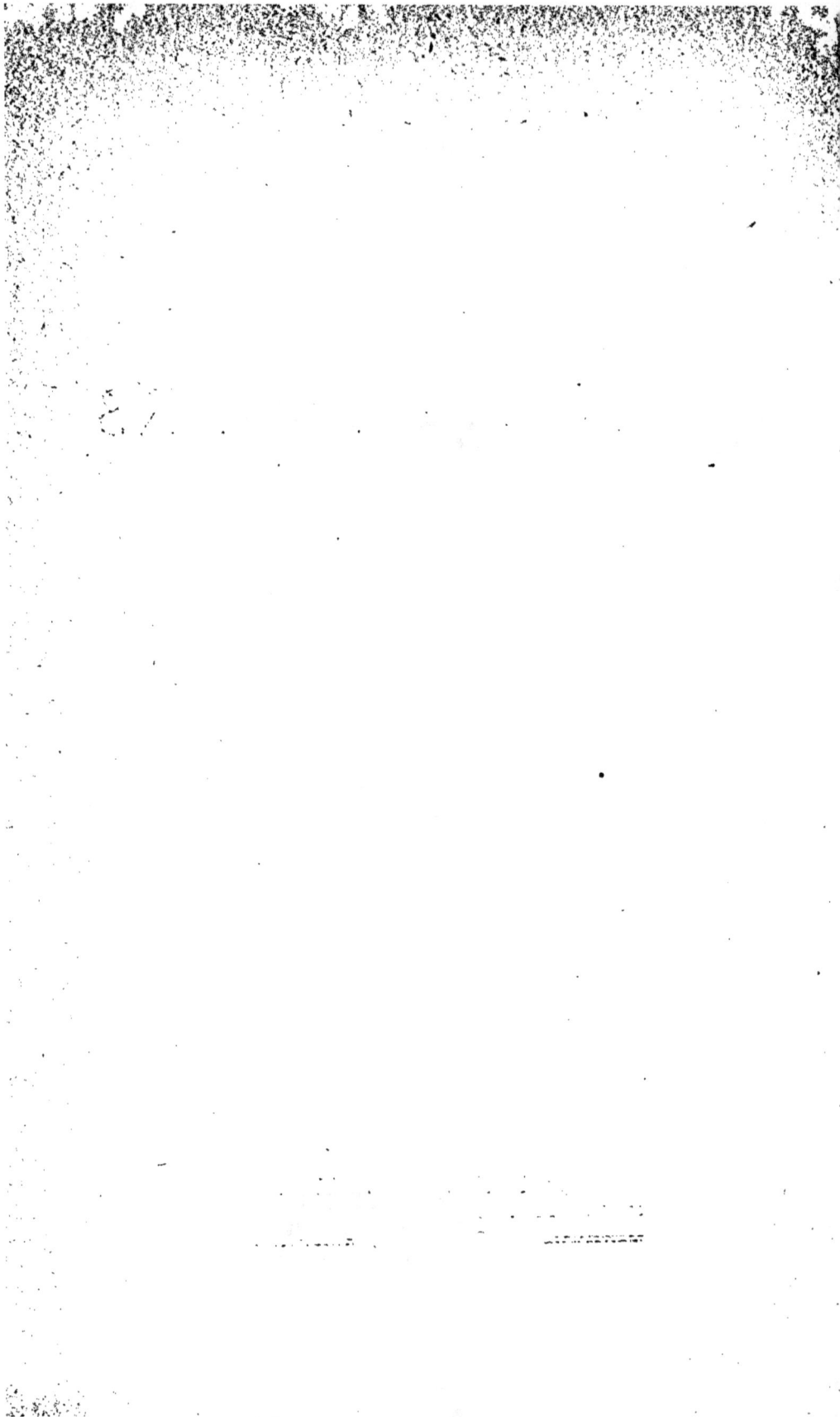

ARTICLES DIVERS

UN CAS DE CALCUL SALIVAIRE

ÉTUDE RADIOLOGIQUE —

Par G. MAINGOT et M. GUIBÉ [1]

Le 3 février 1910, se présentait à la consultation de chirurgie de l'hôpital Broussais un homme de 34 ans, se disant atteint d'un abcès dentaire à la mâchoire inférieure, à droite.

L'examen extérieur de la face et du cou ne révèle rien d'anormal ; il n'existe là aucun gonflement extérieur, aucune rougeur. La palpation ne révèle non plus aucune tuméfaction ; toute la région est souple, mais, profondément à la partie postérieure de la loge sous-maxillaire, on sent une petite tumeur bien limitée, très dure, assez douloureuse à la palpation, et qui semble constituée par la glande sous-maxillaire rétractée et indurée.

En faisant ouvrir la bouche au malade, je constate tout d'abord une dentition en bon état ; mais je suis frappé de l'issue d'un pus jaunâtre par l'orifice du canal de Warthon. Les bords de cet orifice sont un peu rougeâtres. Le cathétérisme du canal est facile à pratiquer avec un crin de Florence, mais celui-ci est arrêté au bout de quelques millimètres ; un stylet ne peut pénétrer par l'orifice, et, n'ayant pas de fil d'argent à ma disposition, je ne pus pratiquer ainsi le cathétérisme.

Le plancher de la bouche, à droite, entre le maxillaire et la langue, est soulevé, œdématié et douloureux à la pression ; celle-ci augmente l'issue du pus par le canal de Warthon.

Il s'agit donc bien vraisemblablement d'un abcès du plancher de la bouche, communiquant primitivement ou secondairement avec

1. Extrait de la *Presse Médicale* (n° 39, 11 mai 1910).

le canal de Warthon. Je soupçonne, en outre, l'existence d'un calcul salivaire, cause de l'abcès, quoique la palpation bi-manuelle du
plancher, à cause de la douleur et du gonflement, ne m'ait pas permis
d'en sentir.

L'histoire de l'affection ne présente d'ailleurs rien de bien carac-
téristique. Les accidents datent de quelques jours seulement et rien
n'existait auparavant. Ce n'est que par un interrogatoire pressant
qu'au bout de plusieurs jours je finis par obtenir ce renseignement
que, depuis un an, le malade éprouvait de temps en temps de pe-
tits picotements à droite, à la base de la langue ; jamais, en tout
cas, il n'a ressenti de douleurs vives, ni rien qui ressemblât à des
coliques salivaires. Il n'y a jamais eu de sécheresse particulière de
la bouche.

J'incise donc au niveau de la partie saillante et je donne ainsi
issue à une assez grande quantité de pus crémeux. J'explore cette
incision avec un stylet, mais sans arriver à sentir un calcul.

Le malade revient le lendemain : depuis la veille, les souffrances
ont reparu, aussi vives qu'avant l'incision. En examinant la bouche,
je m'aperçois que la plaie s'est en grande partie refermée et que du
pus sourd encore par le canal de Warthon. Je rouvre l'incision à
la sonde cannelée et il s'écoule encore du pus en abondance. Avec
le stylet, j'explore de nouveau la plaie. Cette fois, il me semble bien
avoir la sensation de frottement contre un calcul. J'essaie, avec une
curette, d'extraire le calcul, mais sans y arriver, et, en explorant à
nouveau, je ne puis retrouver le contact avec le calcul.

Pour en avoir le cœur net, je prie M. Bonniot, qui est chargé du
service de radiographie à l'hôpital Broussais, de vouloir bien radio-
graphier la région du plancher de la bouche. Pour des raisons d'ins-
tallation, la radiographie ne peut être pratiquée que le 9 février.
Entre temps, je ne revois pas le malade.

La radiographie fut faite en plaçant la plaque contre la mâchoire
inférieure droite et en faisant arriver sur elle des rayons très obli-
ques pour ne pas projeter l'une sur l'autre les deux moitiés de cet
os. Malheureusement, il fut impossible d'y découvrir le calcul.

Réexaminant alors le malade, et palpant entre deux doigts le
plancher de la bouche, je perçus alors dans la région sublinguale
un gonflement dur, allongé d'avant en arrière, parallèlement à la
glande sublinguale et donnant vraiment la sensation d'un calcul.
D'ailleurs en piquant en ce point avec une aiguille, je tombai sur
un corps dur.

Ayant anesthésié la région à la cocaïne, j'incisai plus largement
le plancher de la bouche, et j'arrivai ainsi sur un calcul nettement
sensible au toucher. Avec une curette, je l'extirpai, non sans quelque difficulté, l'incision n'allant pas assez loin en avant et le calcul
se trouvant là comme enchatonné. J'explorai alors de nouveau toute
la région au stylet, mais sans trouver trace d'un autre calcul.

A la suite de cette intervention, le malade ne revint pas et, sans
doute, il est maintenant guéri.

Le calcul rappelle, par sa forme et ses dimensions, assez exactement, un noyau de datte ; il est elliptique, un peu effilé à ses deux
extrémités. Ses dimensions sont : longueur, 20 millimètres ; diamètre, 6, 5 à 8 millimètres, car il n'est pas exactement cylindrique.
Son poids, à l'état humide, était de 1 gr. 15. Il est de coloration
blanc grisâtre, avec quelques petites saillies minuscules le hérissant.

Sur ce calcul, j'ai entrepris, avec l'aide de mon excellent ami le
Dr Maingot, que je ne saurais trop remercier de son extrême obligeance, une série de recherches radiologiques.

Pour connaître son degré d'opacité, le calcul a été radiographié
simultanément avec le radiochromomètre de Benoist : cet appareil
indiquait la qualité des rayons employés, du 6e degré, le plus couramment utilisé en radiographie lente.

L'intensité de l'ombre du calcul est superposable à celle de la septième marche du radiochromomètre : elle correspond donc à 7 millimètres d'aluminium. Cette opacité est très supérieure à celle des
calculs biliaires, couramment rencontrés ; elle dépasse encore celle
des phosphates ammoniaco-magnésiens concrétés dans le bassinet
ou la vessie ; elle égale celle des calculs urinaires de phosphate, de
carbonate ou d'oxalate de calcium. Les calculs salivaires, d'ailleurs,
sont constitués dans la proportion de 60 à 80 %, de carbonate et
de phosphate de calcium.

Dans ces conditions, on pouvait penser que l'échec de la radiographie faite à l'hôpital Broussais ne permettait pas de conclure à
l'impossibilité d'obtenir l'image du calcul ; aussi, avons-nous recommencé une épreuve en nous mettant dans des conditions aussi semblables que possible à celles que remplissait le calcul chez notre
malade.

Pour cela, sur un sujet de bonne volonté, le calcul fut placé dans
la bouche à peu près exactement au point qu'il occupait chez le
malade, c'est-à-dire dans le sillon gingivo-lingual, au niveau de la
glande sublinguale, et, comme chez le malade, il était au milieu

d'un abcès qui eût pu diminuer sa visibilité sur la plaque, nous eûmes soin de l'envelopper dans 6 ou 7 épaisseurs de tarlatane, puis le tout fut enfermé dans un sac en baudruche.

La radiographie fut prise suivant la technique suivante :

Position de Rose : plaque 6 1/2 × 6 entre les arcades dentaires ; gélatine face à la langue. Le calcul se trouve au-dessous de la langue, par conséquent, à 2 centimètres environ du récepteur.

L'ampoule, un peu au-dessus de la partie moyenne du sternum, est orientée de façon que le rayon passant par le centre du diaphragme localisateur, forme un angle d'environ 45° avec le récepteur et tombe au centre de la plaque. C'est la technique préconisée pour la radiographie des dents obtenues isolément du massif facial et projetées en vraie grandeur.

La pose est fort abrégée, grâce à l'utilisation d'un appareil puissant (ampoule Gundelach à ailettes sur meuble intensif de Gaiffe-d'Arsonval). Cette indication est intéressante, car on sait que la radiographie rapide fournit des épreuves remarquablement nettes. En outre, la radiographie rapide pré-ente l'avantage de soustraire la plaque aux mouvements de déglutition toujours possibles avec des malades indociles et au séjour prolongé dans la cavité buccale, où la salive abonde à cause de la présence d'un corps étranger entre les dents, déterminant une double excitation à la fois psychique et mécanique.

Sur la radiographie, le calcul est naturellement augmenté de volume ; cette augmentation est d'environ 30 % (longueur du calcul vraie, 20 millimètres ; sur la radiographie, 26 millimètres).

C'est, croyons-nous, le premier cas de radiographie d'un calcul salivaire. Malheureusement, il lui manque d'avoir été fait sur le malade avec le calcul encore en position dans le plancher de la bouche. Il nous a néanmoins semblé intéressant de présenter ce fait, car il montre que, dans un cas douteux, ce mode d'examen est capable de donner des renseignements décisifs.

NOTES DE PRATIQUE RADIOLOGIQUE

APPRÉCIATION DE L'HYPERSÉCRÉTION EN L'ABSENCE DE STASE GASTRIQUE

Par MM. MAINGOT et J. Ch. ROUX

D'une façon habituelle, pour apprécier les fonctions motrices de l'estomac, nous faisons ingérer au malade six heures avant l'examen une bouillie rendue opaque par un sel de bismuth ou par le sulfate de baryum. Cette méthode d'examen proposée par Haudeck, a été adoptée depuis lors par de nombreux auteurs et elle nous paraît de beaucoup la plus fidèle.

La bouillie opaque chez un sujet normal est, en effet, évacuée dans un laps de temps variant de quatre à cinq heures. En laissant un délai de six heures pour apprécier un retard pathologique de l'évacuation on est donc assuré d'être à l'abri de causes accidentelles, état nerveux, fatigue, dépression, etc.

Si nous revenons dans cette note sur cette méthode d'exploration c'est qu'elle nous a permis dans certains cas, avec quelques perfectionnements de technique, d'apprécier un facteur important en pathologie gastrique, l'hypersécrétion de l'estomac, et c'est surtout sur ce point que nous voulons insister dans les lignes qui suivent.

Si l'estomac, examiné six heures après l'ingestion de la bouillie bismuthée contient encore un résidu, nous ne pouvons en tirer aucune conclusion au sujet de l'hypersécrétion. Le liquide secrété s'est confondu avec le reste du repas retenu dans la cavité gastrique, il est donc matériellement impossible d'apprécier d'une façon exacte l'intens:té de l'hypersécrétion si fréquente pourtant en cas de sténose.

Il n'en va plus de même si l'estomac est vide de substance opaque au moment de l'examen. Avec la technique que nous allons indiquer il sera encore facile de reconnaître la présence d'un liquide de sécrétion traduisant une activité sécrétoire qui se prolonge après l'évacuation de l'estomac. On pourra même dans certains cas apprécier l'intensité de cette hypersécrétion gastrique.

Il y a quelques années, on jugeait de la présence de liquide gastrique en faisant prendre aux malades examinés, à jeun, un mélange de poudre de lycopode et de sels insolubles de bismuth. La poudre de lycopode flotte sur le liquide intragastrique, retient le bismuth en surface et donne au niveau liquide l'aspect d'un trait sombre horizontal et fluctuant. L'image est nette mais la déglutition de la poudre de lycopode est désagréable. La poudre risque d'être entraînée dans les voies aériennes par le courant d'air respiratoire ; elle adhère à la bouche, au pharynx : c'est une sensation très désagréable. Le procédé des poudres opaques flottantes renseigne mal sur le volume du liquide gastrique : le niveau supérieur est bien localisé mais on ne sait rien de la capacité gastrique. Les faces gastriques sont-elles accolées au-dessous du liquide, sont-elles au contraire écartées ? S'agit-il d'un grand estomac dilaté, s'agit-il d'un petit estomac hyperkinétique ? Le doute demeure sans solution immédiate.

Ajoutons enfin que la constatation d'un niveau liquide intragastrique, encore qu'elle puisse être faite dans un grand nombre de cas sans injection de poudre de lycopode bismuthée, ne tranche pas la question de savoir si ce liquide est un liquide de rétention ou d'hypersécrétion.

Voyons quelles sont, dans la méthode que nous préconisons, les conditions de techniques à remplir pour éliminer les causes d'erreur.

La composition des repas opaques est d'une importance capitale. Le premier repas opaque doit être parfaitement homogène, consistant, à l'abri de l'action liquéfiante des sucs gastriques.

Un mélange intime de sels de bismuth ou de sulfate de baryum à une purée de pommes de terre, de carottes, à une bouillie de farine, à une phosphatine réalise toutes les conditions désirables.

Chez l'adulte nous employons 100 grammes de carbonate de bismuth ou de sulfate de baryum en poudre, 150 à 200 grammes de sulfate de baryum gélatineux que nous formulons ainsi :

SULFATE DE BARYUM (pour examen radiologique). 100 gr. pour un paquet nº 1.

Délayer le contenu de ce paquet dans très peu d'eau bouillante pour l'incorporer à une pleine assiette de phosphatine (consistance pâteuse).

Prendre le tout six heures avant l'examen radiologique, puis s'abstenir de toute alimentation solide ou liquide.

Le mélange bien cuisiné est parfaitement homogène ; il ne décante pas ; il est à l'abri de la liquéfaction par le suc gastrique, par conséquent il ne change pas de propriétés physiques pendant le séjour dans l'estomac.

La pleine assiette de bouillie représente 3 à 400 centimètres cubes de substance alimentaire. Il ne nous a pas semblé qu'une différence de 100 grammes en plus ou en moins influençât sensiblement les résultats de l'examen radiologique. Les malades qui ont peur de la faim forcent la dose ; les anorexiques, au contraire, la diminuent : peu importe. Chez les sujets maigres les petites variations de quantités de substance opaque n'ont guère d'importance : les sujets maigres ont une transparence telle qu'avec un quart, un tiers de substance opaque en moins la visibilité demeure excellente. Chez les sujets musclés et corpulents il y a gros intérêt à charger le repas en sels opaques pour améliorer les conditions d'étude.

On objectera peut-être que ce repas opaque renseigne mal sur le fonctionnement gastrique. C'est un corps étranger inattaquable par les sucs gastriques. Les travaux de Pawlow nous apprennent combien la muqueuse et la musculeuse gastriques ont une réaction élective au bol alimentaire.

Un mélange, un hachis de viande qui est attaqué par le suc gastrique conviendrait-il mieux à l'appréciation des actions qui se passent dans l'estomac ? Peut-être. Mais si nous employions un hachis de viande comme substratum de sels opaques le suc gastrique dissoudrait la viande, il permettrait aux sels métalliques de décanter et de séjourner à la partie inférieure de l'estomac malgré le passage de la viande digérée à travers le pylore. Le même inconvénient serait à redouter si l'on mélangeait les sels de bismuth ou le sulfate de baryum à un sirop ; il faut une bouillie qui ne décante pas et qui traverse le pylore avant de s'être déchargée de la substance opaque incorporée. Avec la bouillie de farine, les conclusions tirées de l'examen radiologique ne sont que relatives ; elles s'appuient sur des données recueillies dans des conditions comparables. L'exploration radiologique du tube digestif en est là seulement aujourd'hui, et la composition du repas que nous préconisons convient au plan d'examen généralement suivi.

Bien entendu, entre le repas opaque et l'examen radiologique, le sujet s'abstient de toute alimentation solide ou liquide. Nous ne craignons pas de faire comprendre les graves inconvénients qu'il y aurait à induire le médecin en erreur en ne se conformant pas à cette prescription. Un malade indocile amènerait par la constatation de liquide intra-gastrique ingéré entre les deux repas à l'hypothèse de rétention pylorique ou de gastro-succorrhée.

Dans cette note nous laissons systématiquement de côté la valeur séméiologique des stases gastriques et de la répartition des sels opaques six heures après le repas. Nous verrons dans un article ultérieur tout l'intérêt de cette question entre autre au point de vue des stases et des adhérences intestinales. Ce qui nous intéresse aujourd'hui c'est le mode d'appréciation de l'hypersécrétion grâce au double repas d'Haudeck.

Avec le premier repas que nous préconisons l'estomac ne peut se débarrasser de la substance alimentaire en retenant du bismuth ou du baryum ; dans la bouillie les sels opaques ne décantent pas, donc, la méthode est bonne pour apprécier la stase.

**

« *Six heures après un repas opaque l'estomac paraît vide au contrôle radioscopique. Le sujet déglutit debout derrière l'écran 100 centimètres cubes de mucilage opaque qui gagnent le fond de l'estomac en traversant une couche de liquide transparent. Le remplissage effectué, on voit nettement au-dessus du mucilage opaque une couche (plus ou moins épaisse), peu foncée, à niveau supérieur fluctuant.* »

Le premier repas opaque a totalement franchi le pylore donc il n'y a pas de rétention gastrique. On administre un deuxième repas opaque. Au-dessus de celui-ci nage une couche de liquide transparent. Ce liquide ne provient ni du premier repas opaque, ni d'une ingestion intempestive entre le premier et le deuxième repas opaque : il s'agit de liquide de sécrétion salivaire ou gastrique. Rien n'est plus simple que de mesurer en orthodiascopie la hauteur et la largeur du liquide transparent. Quand le sujet n'est pas trop opaque, la même mesure n'est guère plus difficile de profil. Ces données suffisent à l'appréciation très approximative du volume de liquide sécrété.

La composition du deuxième repas opaque a encore plus d'importance que celle du premier. Il faut en effet qu'il soit :

1° plus dense que le liquide intragastrique ;

2° suffisamment stable pour ne pas laisser décanter la substance opaque ;

3° très lentement miscible aux autres liquides en présence desquels il se trouve. Ces conditions sont réalisables en employant comme véhicule de la substance opaque un mucilage épais à la gomme adragante. La préparation est facile. Après avoir fait gonfler pendant vingt-quatre heures de la gomme adragante dans de l'eau on passe au tamis puis on mélange soigneusement la gomme adragante avec la substance opaque délayée dans de l'eau bouillante. Il suffit alors d'ajouter des aromes, par exemple de la cannelle, de l'anis, de la fleur d'orange pour donner aux malades une préparation parfaitement acceptable.

La consistance doit être demi-pâteuse.

Le sulfate de baryum gélatineux est de beaucoup la drogue la plus parfaite pour le mélange à la gomme adragante. Nous employons 150 à 200 grammes de sulfate de baryum gélatineux pour 300 de mucilage. Nous nous gardons bien d'ajouter de la glycérine. La glycérine qui est hygroscopique créerait des conditions de miscibilité du repas opaque au liquide intragastrique ; en l'absence de glycérine la lente absorption de l'eau par la gomme adragante réalise le désidératum de faible miscibilité du repas opaque au liquide intragastrique.

La forte densité du sulfate de baryum par suite du repas opaque est suffisante pour que surnage le liquide de sécrétion ou de rétention.

Si le mucilage est mal préparé, s'il est trop liquide, la substance opaque décante spontanément et les conclusions sont faussées. Un peu du repas opaque conservé dans un tube à essais par exemple lève les doutes, s'il y en a, sur la stabilité et la consistance.

Quand la stabilité, la consistance et la lente miscibilité à l'eau sont bien établies on peut juger de la vitesse de sécrétion des glandes salivaires et gastriques [1] même si le deuxième repas gagne un estomac pratiquement vide. Debout, en effet, le deuxième repas opaque forme joint hydraulique sur le pylore le liquide de sécrétion sur-

---

[1]. Pour éliminer le liquide salivaire il suffit de prier le malade de ne faire aucun mouvement de déglutition et de rejeter sa salive dans un crachoir.

nage le mucilage opaque et détermine l'apparition d'une couche transparente. Nous avons eu maintes fois à observer ce phénomène dans les cas de gastro-succorhée.

La vitesse de sécrétion s'apprécie en mesurant de temps en temps la hauteur et la largeur de la couche transparente examinée de face et de profil, en orthodiascopie.

∴

RÉSUMONS : entre autres avantages, la méthode du double repas opaque le premier six heures avant l'examen, le deuxième ingéré debout derrière l'écran permet l'appréciation de la rétention et de la sécrétion gastrique.

Le juger de la valeur de la rétention n'a pas été envisagé dans cette note de technique.

Pour conclure avec certitude il y a des précautions indispensables à prendre :

Il faut que le premier repas opaque soit homogène, stable, peu ou pas attaquable par les sucs gastriques.

Il faut que le malade s'abstienne de toute alimentation solide ou liquide entre le premier repas opaque et le moment de l'examen.

Il faut que le deuxième repas opaque soit pâteux, stable, plus dense que l'eau, non miscible ou du moins très lentement miscible au liquide intragastrique.

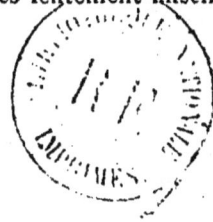

MAYENNE, IMPRIMERIE CHARLES COLIN

MAYENNE, IMPRIMERIE CHARLES COLIN